LETTRE

SUR

LA PHARMACIE EN CHINE.

DIGNE, IMPR. GUICHARD.

LETTRE

SUR LA

PHARMACIE

EN CHINE,

Par le Docteur YVAN,

CHEVALIER DE LA LÉGION D'HONNEUR, MÉDECIN ATTACHÉ A LA MISSION DE CHINE, PROFESSEUR D'HISTOIRE NATURELLE MÉDICALE, etc.

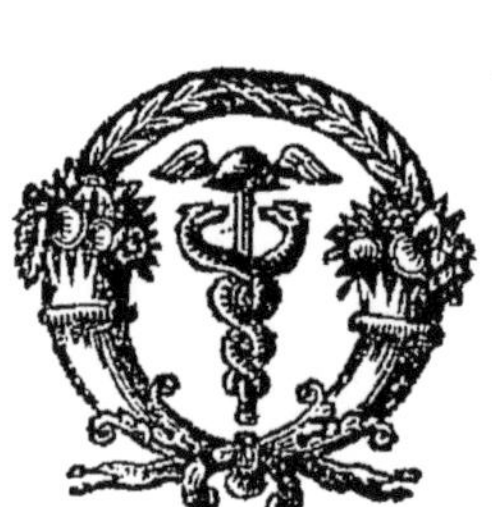

PARIS,

ANCIENNE MAISON BÉCHET JEUNE,

LABÉ, ÉDITEUR, LIBRAIRE DE LA FACULTÉ DE MÉDECINE,

Place de l'École de Médecine, 4.

1847.

LETTRE

SUR

LA PHARMACIE

EN CHINE.

A MONSIEUR YVAN,

Pharmacien et Membre du Jury Médical des Basses-Alpes.

Mon cher Père,

En étudiant le singulier pays que nous venons de parcourir, je devais naturellement chercher à connaître les conditions d'existence qui régissent une profession, que vous avez exercée pendant longues années avec autant de distinction que de zèle, et qui est encore pour vous une cause de préoccupations incessantes, à l'âge où l'on aime ordinairement le repos.

J'ai été d'autant plus heureux, mon cher père, d'avoir à m'occuper d'un sujet qui devait éveiller votre intérêt, qu'il rentrait dans le cercle des études qui m'étaient confiées, et que travailler en songeant à ceux que l'on aime, entreprendre un labeur spécial à leur intention, est certainement, à six mille lieues de distance, la plus douce des distractions, et, aux heures de découragement, un stimulant plein d'attraits. Aussi, mon exploration pharmaceutique a-t-elle été aussi complète que possible, et entreprise sous le triple aspect : scientifique, industriel et social. C'est-à-dire que j'ai cherché à déterminer le rôle que joue dans la société chinoise le pharmacien comme homme de science, comme commerçant, et la place qui lui est assignée comme importance dans cette civilisation, où l'on est classé d'après les services que l'on rend et l'instruction que l'on a reçue.

En vous exposant ce que j'ai recueilli, je commencerai par vous parler de la partie matérielle de la profession, réservant pour la fin de cette lettre, ce qui doit plus vivement vous intéresser.

J'ai fait mes premières visites aux pharmacies chinoises à Malacca et à Singapore. J'étais pressé de voir, et la première occasion m'a paru la meilleure. J'ai continué mes observations à Macao, à Canton et dans quelques petites villes du littoral où j'ai pénétré; je les ai enfin terminées à quatre ou cinq cents lieues de ces pays, dans le nord de l'empire à Chusan, Ning-Po, Chang-Hay, Amoy et Tchan-Chiou-Fou.

L'aspect des établissements pharmaceutiques est partout le même, quant à leur disposition et à leur mode d'arrangement : ils ne varient entr'eux que sous le rapport de leur importance et de leur développement ; de sorte qu'en vous donnant la description de l'un d'eux, vous les connaîtrez tous à peu de différence près. Ceci s'applique, du reste, à l'ensemble de ce singulier pays : il suffit d'avoir attentivement exploré une localité habitée par les Chinois pour se faire une idée juste de leur civilisation ; car chez ce peuple stationnaire et coutumier un espace restreint offre le specimen complet de ce qui existe dans toute l'étendue du Céleste Empire.

La maison d'un pharmacien, comme celle des marchands Chinois, se compose : de la boutique ou pièce principale du rez-de-chaussée, d'un arrière-magasin, d'une galerie supérieure mise en communication directe, par une rampe, avec l'étage inférieur ; de deux appartements contigus à cette galerie et d'une terrasse à ciel-ouvert. L'arrière-magasin sert de laboratoire. La galerie est, comme le magasin lui-même, dont elle est une annexe, garnie de substances médicinales ; les deux appartements contigus à cette partie de la maison présentent un pêle-mêle de ballots, de drogues, entre lesquels on trouve moyen de placer les lits des élèves, et la terrasse sert à opérer, en plein air, la dessication des substances que l'on veut conserver.

Il était d'autant plus nécessaire de donner la description d'un semblable local, que c'est là la maison officielle où se traitent toutes les affaires commerciales, où résident, à demeure fixe, les employés subalternes de l'établissement; mais ce n'est pas là où vit la famille du maître. Celui-ci après avoir fait sa caisse, opération qu'un commerçant chinois accomplit religieusement tous les soirs, va retrouver sa femme, ou ses femmes, et ses enfants, dans un réduit éloigné, où ils vivent loin du bruit des affaires, et ne laisse à sa maison officinale, que ses employés subalternes.

La devanture d'une pharmacie est ornée de colossales enseignes placées perpendiculairement à l'entrée, et faisant face aux deux extrémités de la rue; de sorte qu'elles frappent le regard de quelque côté que l'on débouche. L'écriture chinoise, qui se lit de haut en bas, nécessite cette disposition, et les beaux caractères qui la représentent sont sculptés en relief et dorés avec soin. La luxueuse exécution de ces enseignes constitue le principal ornement extérieur d'une pharmacie; comme elles ne sont garanties par aucun espèce de vitrage, les propriétaires n'ont pas la ressource des transparents et des liqueurs nuancées de diverses couleurs, pour orner l'entrée du sanctuaire.

On pénètre dans ces magasins par une large porte, dépourvue de ventaux; pendant le jour, le comptoir, placé tout-à-fait à l'entrée, empiète sur cette ouverture dont il occupe environ la moitié. Cette disposition a l'avantage d'entretenir une grande fraîcheur dans l'établissement, qui est presque toujours situé au centre de rues étroites et par cela même à l'abri du soleil. Le comptoir placé à droite ou à gauche de l'entrée s'étend jusqu'au fond du magasin, où il forme un angle droit qui se prolonge dans toute l'étendue faisant face à la porte. Cet arrangement isole le client et le sépare du marchand, derrière lequel sont étalées les drogues et marchandises qu'il débite, tandis que la place réservée à l'acheteur est garnie seulement d'une rangée de chaises; de ce côté les murs sont ornés d'annonces et de sentences relatives à la profession. La plupart de ces annonces ressemblent beaucoup à celles dont le charlatanisme salit en France les murs de nos grandes villes; elles apprennent par exemple à ce bon public, si facilement taillable sur cette bonne terre, surtout lorsqu'on lui promet la guérison de ses maux, que le docteur Charles Albert du lieu confectionne un Rob infaillible contre la Syphilis shang-tign; qu'un Audin Rouviére Cantonais vend un remède sans pareil contre le Rhumatisme foung-shap; ou qu'une pâte de Regnault, connue en Chine sous le nom de pâte de peau-d'âne, se prépare dans l'établissement.

Hélas! vous le voyez, mon cher père, on a beau venir à l'autre bout du monde, on n'y trouve pas moins le charlatanisme triomphalement établi. Il est même en Chine plus éhonté que chez nous ; car dans ce pays la loi laisse au public le soin de se prémunir contre les embûches qu'on tend à sa crédulité; la loi du laisser-faire, laisser-passer, y règne souverainement; le gouvernement n'intervient que lorsque le mal est accompli; tandis que chez nous on a le mauvais goût de veiller à la sécurité des citoyens, et que, bon an, mal an, on condamne encore quelques douzaines de nos modernes marchands de panacées.

Quant aux sentences écrites sur les murs des pharmacies, il en est parfois de fort originales. En voici une, dont je dois la traduction littérale à mon ami, le docteur Pitter de Macao; elle ne manque, certes, ni de sens, ni d'à-propos : *Il faut deux yeux au pharmacien qui achète des drogues, il n'en faut qu'un au médecin qui les emploie. Le malade qui les prend doit être aveugle!* Cette dernière recommandation est un peu sévère; mais il serait bon que les pharmaciens français fussent convaincus de la vérité de la première partie de la proposition, et qu'ils eussent les deux yeux bien ouverts, lorsqu'ils achètent la marchandise de leurs amis les droguistes;

ils seraient moins exposés à livrer à la consommation des substances d'une origine douteuse et trop souvent falsifiées.

C'est dans la partie de l'officine qui est en face de l'entrée, que les pharmaciens chinois apportent le plus soigneux arrangement. Cette partie est ornée de pots en porcelaine commune soigneusement étiquetés, et de tiroirs symétriquement alignés. Le centre de cet espace est souvent orné d'une urne octogone en nickel ou en étain d'une propreté éclatante. Au-dessus de cet arrangement somptueux règne une corniche sur laquelle le propriétaire de la pharmacie a fait sculpter son nom; parfois à la place de cette espèce d'enseigne, on trace de nouvelles inscriptions.

Je transcris encore une de ces singulières sentences, prise au hasard dans une pharmacie de Canton : *La pierre est éternelle, l'arbre vit plusieurs siècles : en étudiant ces objets de la nature, l'arbre et la pierre, je donnerai à l'homme une vie égale à la leur!* Ce sont là, me direz-vous, des promesses bien ambitieuses. — Mais les Occidentaux n'en ont-ils pas fait de pareilles? Je crois qu'il serait imprudent de le nier.

A l'un des angles de la pharmacie s'élève ordinairement l'autel, consacré aux aïeux, sur lequel brûlent des allumettes parfumées et où on étale deux fois par jour des mets nombreux, pour que leurs âmes s'en rassasient. A certaines époques de l'année on y brûle aussi de petits papiers taillés en forme de meuble ou de vêtements qui peuvent être nécessaires aux défunts dans le monde *aromal* où ils vivent. Cette pieuse sollicitude pour ceux qui ne sont plus a quelque chose de très-touchant, et constitue en quelque sorte le fonds de toute la croyance religieuse des Chinois.

En arrière du comptoir, et sur des étagères disposées contre le mur, les pots et les tiroirs sont rangés dans un ordre minutieux et parfait. Le maître de l'établissement se tient ordinairement assis à l'entrée de la pharmacie, et c'est de là qu'il dirige toutes les préparations qu'on y exécute. Il examine les formules qu'on apporte, les passe à un exécutant, donne çà et là quelques consultations, et retire le prix des ventes qu'il arrête presque toujours lui-même. Les élèves sont en très-grand nombre dans la plus petite officine, et alternativement employés au laboratoire et à la vente. Le laboratoire d'une pharmacie chinoise n'est pas encombré de vases et d'ustensiles. Quelques grands mortiers en marbre ou en granit pour faire des mélanges, concasser, triturer, pulvériser certaines substances, quelques tamis pour passer des poudres, des plaques en métal pour faire griller, torréfier des semences, et quelques vases en terre pour faire cuire ou liquéfier du miel ou des résines, constituent à peu près tout le matériel de l'officine. Un coupe-racine absolument semblable à celui dont on se sert en France, mais parfaitement installé, à cause de l'usage fréquent qu'on en fait, y est en permanence. L'emploi de cet instrument est une des récréations accordées aux élèves pendant le répit que laisse la vente, ou le manque de travail, au laboratoire; on leur accorde encore la distraction d'éplucher des racines ou de monder des semences. C'est absolument comme au bon temps de la pharmacie en France, lorsque dans les officines on mondait encore l'Orge et le Sené, et que ces opérations un peu fastidieuses entraient dans une bonne éducation pharmaceutique.

J'allais très-souvent à Canton m'asseoir chez Kon-Mao, qui est un des principaux pharmaciens de l'immense cité, et je suivais très-attentivement le mouvement de la vente, ce qui n'était pas sans intérêt. Une tasse de thé et une pipe de tabac me faisaient prendre patience des heures entières; d'autant mieux qu'en faveur de ma qualité, on me laissait examiner et toucher toutes les substances qui passaient sous mes yeux. Dès qu'un client se présentait dans l'établissement, s'il était muni d'une formule, Kon-Mao s'en emparait, et, après l'avoir lue, la passait à un subalterne qui l'exécutait. Le plus ordinairement il ne s'agissait que d'un mélange de fleurs, de semences, de feuilles, destinées à faire des infusions très-concentrées. Pour apprécier le poids de ces substances, la plupart du temps l'habitude et le coup d'œil suffisaient à l'élève; lorsqu'on voulait obtenir une mesure plus exacte, on se servait de petites balances à levier variable dites *romaines* chez nous, et non à trébuchet. Le mélange opéré était soigneusement plié dans un premier papier qu'on recouvrait d'une enveloppe imperméable, sur laquelle on imprimait le cachet de la pharmacie et on inscrivait l'usage du médicament.

Comme vous le voyez, mon cher père, rien ne manquait au mode d'expédition pour donner de l'authenticité au remède et de la sécurité à ceux qui devaient l'employer. C'est que les Chinois sont des gens très-exacts et très-soigneux, et que toutes ces précautions leur paraissent autant de choses obligatoires dont un homme zélé ne saurait se dispenser.

On prépare dans les pharmacies très-peu de décoctions, surtout dans les officines du Kouanton et du Fokien. Dans ces deux pays un peu barbares, on ne croit guère à la probité pharmaceutique et on accuse les chefs des officines de ne pas mettre dans les décoctions les substances qui ont une valeur un peu élevée. J'ai vu exécuter un très-grand nombre de formules; j'en ai transcrit deux destinées l'une et l'autre à combattre des affections cutanées, très-communes en Chine. N'ayant pas vu les malades, il m'est impossible de dire contre quelle espéce de dermatose elles étaient employées.

Voici la première de ces prescriptions : *camphre malais* [1] *4 tchin, camphre chinois 4 tchin, mercure coulant 4 tchin, amandes de pin n° 20, noix n° 2, alum calciné 15 tchin.*

Vous allez tout d'abord me demander ce que c'est qu'un tchin et vous serez assez surpris en apprenant que c'est une monnaie chinoise que les portugais appellent *sapéque*, dont l'unité ne vaut pas plus d'un centime. Cette manière de formuler ressemble assez au procédé des paysans de nos campagnes, qui demandent une médecine de vingt sols, et un emplâtre de cinq. J'en fis l'observation à mon ami Kon-Mao; celui-ci, pour me prouver qu'il y avait des médecins qui ne s'en tenaient pas à ces désignations arbitraires, me fit faire la traduction d'une formule qui arrivait à l'instant même et dont les quantités étaient toutes désignées en poids Chinois. Je donnerai plus loin cette seconde formule. Pour exé-

---

[1] J'ai donné dans le *Journal de Chimie médicale*, 3me série, T. I., p. 148, quelques détails sur le camphre Malais, vulgairement appelé à Singapore *Capour-Barous*.

cuter la première, le manipulateur broya dans un mortier de porcelaine les noix et les amandes de pin; quand elles furent réduites en pâte, il ajouta le mercure qu'il éteignit en partie au moyen d'une trituration lente, ensuite il y mêla les deux espèces de camphre; le tout formant une sorte de poudre humide de couleur grise, fut plié dans un papier imperméable, recouvert d'une enveloppe étiquetée avec soin, et coûta au client cinq sols environ.

La seconde formule, dont les poids chinois étaient indiqués, est la suivante : j'ai opéré la réduction des quantités, afin de donner une idée précise de ce singulier mélange : *rhubarbe pulvérisée* 17 *grammes*, *alun de roche* 45 *grammes*, *litharge* 45 *grammes*. Cette seconde prescription fut mélangée dans un petit mortier en bronze, et payée 48 tchin, environ 8 sols.

On est étonné du bon marché des médicaments en Chine, quoique dans ce pays tout soit à très-bas prix. . . tout ce que les Européens n'achètent pas. Il est vrai que les Chinois emploient une immense quantité de remèdes, et que les pharmaciens peuvent faire des profits considérables en se contentant de très-modiques bénéfices. Aussi, vu l'énorme consommation de drogues qui se fait dans l'empire, les pharmaciens ont-ils une véritable importance commerciale. A Ning-Po et à Chang-Hay, j'ai visité des établissements qui n'ont d'égaux dans nos pays que les plus grands magasins de droguerie. Un de ces établissements, fastueusement désigné sous le nom de ENTREPÔT GÉNÉRAL DE TOUTE ESPÈCE DE REMÈDES, méritait réellement son nom, et je crois qu'un récit de la visite que j'y ai faite ne sera pas déplacé ici.

Pendant que j'étais à Ning-Po, j'avais prié mes amis Chinois de m'informer du plus vaste établissement pharmaceutique qui existât dans le pays, désirant me procurer des médicaments dont je leur donnai la liste; quelques jours après, un interprète, que le vénérable père Lisbois, directeur des missions étrangères, à Macao, avait donné à M. de Lagrené, vint me dire que, si je voulais l'accompagner, il me conduirait chez le marchand de drogues le mieux approvisionné de cette immense ville qui ne compte pas moins de 500,000 habitants; j'y consentis.

Mon cher Joannes, c'était le nom chrétien de mon Chinois, m'emmena à travers un dédale de rues et de passages presque au centre de la ville et s'arrêta devant une porte au-delà de laquelle je ne vis rien d'abord qu'une vaste cour bien nue, bien aride, bien balayée et assez semblable à la cour d'une caserne. A l'extrémité de cette enceinte s'ouvrait un passage large et fort élevé. Après avoir traversé cette espèce de vestibule nous pénétrâmes dans une salle immense, aux deux côtés de laquelle régnaient des comptoirs semblables à ceux de nos officines et ornés de tout l'appareil pharmaceutique ; l'espace qui se trouvait entre les comptoirs servait de lieu de repos pour les acheteurs et de passage pour se rendre dans des pièces qui communiquaient avec une seconde cour intérieure, entourée elle-même d'un second corps de bâtiment. Tout ce vaste local, était comme nous allons le voir, complètement destiné à préparer des médicaments et a renfermer des drogues. Au moment où nous arrivâmes chez notre Chinois, des barbiers étaient occupés à faire la queue, et à raser la tête à une douzaine d'élèves; l'exécuteur et le patient conservaient pendant cette opération une gravité magistrale et notre présence ne les dérangea nullement. Le maître de la pharmacie vint au-devant de nous avec empressement et me fit dire par mon ami Joannes qu'il connaissait l'objet de ma visite, que les médicaments que j'avais demandés étaient rassemblés et étiquetés, mais que si je voulais jeter un coup d'œil sur l'ensemble de l'établissement, il serait charmé de me le faire visiter. Cet honnête pharmacien était un beau Chinois d'environ trente-six ans, grave, cérémonieux et d'une physionomie intelligente; il portait une robe de soie bleue, les larges souliers de satin à semelles de feutre et le petit collet couleur d'azur.

La pharmacie, était comme je l'ai dit, divisée

en deux parties symétriques ; celle de droite était entièrement garnie de tiroirs du haut en bas et d'une extrémité à l'autre, proprement étiquetés et régulièrement rangés ; le côté opposé, au contraire, ne renfermait que des pots en porcelaine bleue, ornés de beaux caractères, et d'une capacité très-considérable comparés à ceux de nos pharmacies. Je ne songeai pas à visiter les tiroirs; car je savais que comme ceux qui garnissaient la pharmacie de Kon-Mao, à Canton ils étaient remplis de fleurs, de semences, de fruits, de racines, de minéraux, de reptiles et d'insectes; mais j'étais fort désireux de savoir ce que pouvaient contenir cette énorme quantité d'énormes pots! Quelle ne fut pas ma stupéfaction en constatant qu'ils étaient tous remplis de pilules, sans qu'aucune supercherie vînt en aide à leur arrangement! Ma première pensée, pensée de pitié et de commisération, fut pour les malheureux qui avaient été obligés de piler, malaxer, rouler, arrondir, cette immense quantité de globules! Il y en avait plus de cinq cents espèces! Le bas de la pharmacie, fermé par des armoires, était aussi garni de pots remplis de la même préparation, c'était à ne pas y croire. Je vis là également quelques pots de pommade et onguents; les premiers n'étaient qu'un mélange d'axonge et de sulfure de mercure en différentes proportions, les seconds ne m'ont paru que des onguents de litharge fort semblables au vénérable onguent de la mère Thècle. On me montra également quelques eaux distillées non aromatiques et quelques vins ou plutôt des alcoolats médicinaux : car ce qu'on appelle vins en Chine n'est que le résultat de la fermentation de substances féculentes qu'on distille ensuite.

Je passai dans la pièce suivante; c'était le laboratoire; on ne travaillait pas; pour le moment, je ne vis qu'une dizaine d'élèves en train de se faire faire la queue. Je traversai encore une autre pièce encombrée de ballots de plantes, de cornes d'animaux, de peaux de pangolins, pour arriver dans une seconde cour intérieure, entourée de jarres remplies d'eau, dans lesquelles nageaient des racines qu'on épluchait et émondait au fur et mesure qu'on les retirait. Tout cela était fait avec beaucoup de soin et de propreté. En traversant cette cour, je m'apperçus que l'on jettait dans les jarres des racines piquées, qui répandaient beaucoup de poussière quand elles plongeaient dans l'eau. Je fis dire au pharmacien qui nous accompagnait, que c'était sans doute pour leur donner l'apparence de racines récemment récoltées, qu'il les immergeait ainsi dans l'eau, mais que cette falsification ne devait pas ajouter à leurs propriétés médicamenteuses. Loin de se fâcher de mon observation, il en rit beaucoup, et m'avoua que c'était effectivement pour livrer ces racines à un acheteur qu'il les lavait ainsi préalablement.

Les constructions qui entouraient la seconde cour intérieure consistaient en appartements, ou si on l'aime mieux, en étables pour les hommes et les animaux : car c'était un pêle-mêle à ne pas s'y reconnaître. Parmi les bêtes que renfermait cette espèce de ménagerie, il y avait deux ruminans du genre des cerfs, ressemblant beaucoup à l'axis et d'une grâce charmante. Ils portaient des bois ramifiés très-élevés, leur corps couvert de poils brun-clair était tacheté de blanc. Ces deux jolis animaux avaient, pendant leur captivité, donné naissance à un enfant fort gai, et aussi gracieux, aussi svelte que ses parents. Je demandai à quel usage on les destinait? On me répondit que c'était pour faire des médicaments; mais je ne pus obtenir d'autres indications.

Après avoir parcouru le rez-de-chaussée, je montai au premier étage, lequel n'était qu'un vaste magasin occupant toute la superficie des constructions inférieures, et dont la toiture était seulement soutenue par des piliers en bois. Il est impossible de se faire une idée de la diversité des produits réunis en ce lieu, et de leur quantité; les grands magasins de drogueries de Marseille et de Paris ne sauraient en donner qu'une faible idée. Il eut fallu plusieurs jours pour voir avec quelque soin tout ce que renfermait ce local, pour noter tout ce qu'il y avait là d'objets variés et bizarres. Je dus renoncer, quoiqu'à regret, à examiner en détail ce vaste musée et me contenter de la promesse que me fit le maître de la maison de collectionner pour moi toutes ces substances. Pendant que je traversais cette longue galerie, je m'arrêtai devant une corbeille contenant des crotins de mouton. Après avoir causé avec le pharmacien, Joannes mon interprète s'approcha de moi et me dit : *Sunt excrementa lupi.* Je répondis à Joannes : *Animal quod manducatur, et animal quod illud edit, non possunt ejusdem excrementa naturæ deponere ; dicto igitur ista excrementa pecorum esse.*

Après s'être fait rendre ma réponse, mon conducteur fut pris d'une hilarité des plus vives, et vint me serrer la main avec effusion. Toutefois, pour me prouver qu'il savait très-bien quels étaient les caractères vrais de toutes les substances qu'il possédait, il me mit sous les yeux un livre de matière médicale, écrit par lui avec beaucoup de soin, mais dont malheureusement les beaux caractères chinois étaient inintelligibles à mon ignorance.

Lorsque je demandai aux principaux commerçants de Ning-Po quel pouvait être le mouvement d'affaires de cette maison de droguerie, on m'assura qu'il était de plusieurs millions, que cet homme avait de très-nombreux voyageurs pour acheter ou vendre ses drogues. D'ailleurs, à Chang-Hay, j'ai visité, avec l'excellent docteur Lockart, des établissements qui, sans valoir celui que je viens de décrire, étaient encore très-important.

C'est avec le docteur Lockart que j'ai vu, pour la première fois, dans des pharmacies Chinoises, des extraits de plantes bien préparés, de l'eau de rose très-odorante; c'est le docteur Lockart qui m'expliqua comment on emploie médicalement les cerfs dont j'ai déjà parlé. Je prends la moitié de la responsabilité de ce que je vais raconter, laissant l'autre moitié à mon ami le docteur Lockart, qui m'a traduit les paroles du pharmacien Chinois, et qui, en sa qualité de missionnaire chrétien, n'a pas dû altérer la vérité.

Le cerf sert effectivement pour faire des médicaments. Lorsqu'on veut se servir du pauvre animal, on le pend jusqu'à ce que mort s'ensuive; après, on le dépouille de sa peau et on le broie dans d'immenses mortiers! On ajoute ensuite des poudres absorbantes, et on réduit le tout en masse pilulaire! Voilà certes une formule dont nos anciens pharmacologues seraient jaloux; c'est certainement la plus bizarre et la plus inexplicable transformation qu'on pût faire subir à un pauvre animal aux mœurs douces, et très-certainement privé de toute action médicamenteuse.

Les pharmaciens Chinois ne préparent pas de

sirops ni d'alcoolats, et les produits chimiques sont fort rares dans leurs officines. Je n'y ai vu que du calomel, du borate de soude, de l'alun, du sulfure de mercure, de l'arsenic à l'état d'acide, et du mercure, et encore plusieurs de ces substances se trouvent-elles à l'état natif. Quant à celles qui sont le produit de l'art, ce ne sont pas les pharmaciens eux-mêmes qui les préparent; des empiriques sont appelés dans les officines pour se livrer à ces manipulations; ils opèrent en vertu de certains procédés excessivement barbares, et dont je vous donnerai une idée en décrivant, d'après M. John Davis, la manière dont ils s'y prennent pour avoir du calomel. Mais si les Chinois n'emploient que rarement les produits de l'art, il en est peu de naturels qu'ils ne mettent en usage. Tous les minéraux aux formes cristallines, les quartz, les carbonates, les sulfates natifs sont mis en usage dans une infinité de préparations; les pierres aux formes bizarres, telles que les pétrifications, appartenant à tous les terrains, les térébratules, les spirifers, les ammonites, les os fossils de vertèbrés, entrent dans un grand nombre de prescriptions. C'est encore dans ce pays le bon temps du pied d'élan, des cloportes, des dépouilles de cigales, du poil de tigre, et des crapauds. Aussi, une pharmacie Chinoise est-elle un véritable muséum où se trouvent entassés tous les objets du monde minéral, végétal et animal dont le hasard a révélé les propriétés, ou qui ont su attirer l'attention des hommes par leur bizarrerie, par la singularité de leurs mœurs ou par une cause accidentelle.

Je vous ai à peu près exposé, mon cher père, tout ce qu'il y a d'intéressant dans l'administration d'une pharmacie; je vous ai également expliqué l'importance commerciale de ces établissements; je vais maintenant vous dire sur quoi repose la valeur scientifique du pharmacien.

En Chine, la chimie, la physique et l'histoire naturelle n'existent pas à l'état de science. Les Chinois qui préparent quelques produits chimiques n'ont jamais remonté aux causes qui produisent les réactions d'après lesquelles des combinaisons nouvelles s'obtiennent; ils sont à cet égard dans l'ignorance la plus complète. Ils ignorent entièrement les moyens d'apprécier scientifiquement les températures, de reconnaître la pesanteur spécifique des objets, et si quelques-uns d'entr'eux ont quelques notions à cet égard, ils les doivent à leurs rapports avec les Européens qui ont mis entre leurs mains des instruments dépourvus de toute valeur.

Quant aux substances naturelles, ils les distinguent les unes des autres par des différences très arbitraires, sans songer à baser leurs classifications d'après la composition intime des corps, ou d'après l'organisation des êtres. Toutefois, par le fait de cette observation grossière qui est propre à tous les hommes, et qui les porte à comparer les objets entr'eux, ils ont cherché à établir quelques divisions dans les objets de la nature; mais ces divisions se sont arrêtées à ces distinctions naturelles qui domineront toujours la science, et pour les divisions secondaires, ils ont eu recours à l'arbitraire ou à des moyens purement artificiels. On comprendra dès-lors facilement que dans un pays où il n'existe ni chimie, ni physique, et où l'histoire naturelle est en quelque sorte à l'état rudimentaire, la science du pharmacien devait être restreinte. Cependant, ceci n'est pas tellement absolu, qu'on ne puisse dire qu'il existe réellement en Chine une science pharmacologique, laquelle se borne, il est vrai, à la connaissance des objets que la médecine emploie, à la conservation et la préparation de ces substances, enfin à la connaissance des lois arbitraires, d'après lesquelles ces substances doivent être associées, ce qui constitue l'art de formuler.

Nous allons passer en revue les différentes connaissances que le pharmacien Chinois doit posséder, et par cela même nous constaterons les difficultés qu'il est obligé de surmonter, pour arriver à une connaissance parfaite de sa profession.

J'ai dit que le principal savoir du pharmacien résidait dans la connaissance exacte des substances médicamenteuses employées en médecine; c'est par l'étude constante d'un livre fort répandu, et fort justement apprécié en Chine, qu'il atteint le but qu'il se propose, en aidant de la pratique son instruction théorique. Ce livre est le Pen-tsao-cang-mou ou herbier Chinois, immense encyclopédie de matière médicale et d'histoire naturelle Chinoise, qui mériterait d'être étudiée en France avec le plus grand soin, afin de faire concorder la nomenclature qui y est adoptée avec les dénominations que la science Européenne a imposées aux objets dont elle traite. Nous espérons que nous remplirons en partie cette lacune, en publiant bientôt conjointement avec un de nos amis, un traité de matière médicale Chinois.

Pour faire apprécier l'importance du Pen-tsao, et pour donner en même temps une idée des classifications arbitraires adoptées dans ce livre, nous croyons qu'il ne serait pas inutile de donner une analyse de cet immense ouvrage. Je me servirai, pour exécuter ce travail, de la traduction analytique qu'en a faite le père Duhalde dans son admirable livre sur la Chine, livre qui, après bien des années, est encore ce qu'on a de plus consciencieusement et de plus savamment écrit sur ce vaste pays. Cet extrait du Pen-tsao sera d'autant plus utile, qu'il fera comprendre les mêmes variétés d'objets que la médecine emploie, et le temps que l'étude de tous ces produits doit absorber, si on veut complètement posséder un pareil sujet.

L'ouvrage dont nous nous occupons est divisé par livres, qui eux-mêmes renferment des divisions et des subdivisions : le Ier et le IIme livres sont consacrés à jeter un coup-d'œil sur les divers traités de matière médicale, qui ont paru depuis celui de l'empereur Chin-Nong, que l'on considère en Chine comme l'inventeur de la médecine ; car dans ce pays, comme dans tous les autres, la tradition attribue aux premiers monarques de l'Empire du Milieu des connaissances médicales très-profondes. Ce coup-d'œil analytique s'étend jusqu'au temps où vivait Li-Chen-Tchin, l'auteur du Pen-tsao. Ces deux premiers livres, introduction savante et quelque peu philosophique, constituent une histoire de la médecine en Chine, et contiennent, outre les extraits des ouvrages de l'Empereur Chin-Nong dont je viens de parler, quelques-uns de ceux d'un autre Empereur Hoang-Si, qui a laissé un souvenir vénéré, à cause de son savoir et du bien qu'il a fait à ses semblables.

Les IIe et IIIe livres renferment des généralités sur l'action de certains médicaments appliqués à un très-grand nombre d'affections. C'est en quelque sorte une liste des secours à donner dans des cas très-pressants, et des considérations sur l'utilité presque générale de certains remèdes.

Les IVe, Ve et VIe livres traitent des éléments : 1° du feu, dont l'auteur du Pen-tsao reconnaît onze espèces ; 2° de l'eau, dont il distingue quarante-trois espèces ; et 3° de la terre, dont il distingue également trois espèces.

Les VIIIe, IXe, Xe et XIe livres sont consacrés aux métaux et aux pierres. Ces dernières sont divisées en trois genres, dans lesquels sont compris les pierres précieuses et les fossiles.

Du XIIe au XXVIIIe livre, il est question des plantes dont la nomenclature comprend onze genres. Ce travail ne donne pas une haute idée du talent classificateur des Chinois : 1° plantes des montagnes ; 2° plantes odoriférantes ; 3° plantes des plaines ; 4° plantes vénéneuses ; 5° plantes grimpantes ou qui ont besoin d'appui ; 6° plantes aquatiques ; 7° plantes qui croissent sur les pierres ; 8° plantes de la nature des mousses ; 9° plantes dont les graines servent à la nourriture de l'homme ; 10° plantes dont les semences servent à faire du vin ; 11° plantes légumineuses ayant une odeur forte et une saveur chaude.

Après les plantes viennent les arbres, classés entre le XXIXe et le XXXVIIe livre, et formant deux divisions : les arbres à fruits, et les arbres sans fruits.

1re *Division.* Les arbres à fruits se divisent

ainsi qu'il suit : 1° Arbres fruitiers cultivés; 2° arbres des montagnes; 3° arbres fruitiers sauvages; 4° arbres dont les fruits fournissent des aromates; 5° arbres dont les fruits sont semblables au melon; 6° arbres qui portent des fruits aqueux.

2e *Division.* Arbres sans fruits : 1er genre dont le bois est odoriférant; 2e, arbres de haute futaie; 3e, arbrisseaux; 4e, arbres qui ont besoin d'appui; 5e, arbres qui croissent en broutille; 6e, arbres qui ne peuvent entrer dans les divisions précédentes.

Le XXXVIIIe livre n'est pas un des moins curieux, il ne pouvait sortir que de l'imagination bizarre d'un Chinois; on en aura une idée en apprenant qu'il traite des vieux meubles, des vieux ustensiles, des vieux habits employés en médecine!

Les insectes sont compris entre le XLe et le LXVIe livre, et divisés en quatre genres. Le 1er genre traite des insectes qui se multiplient au moyen des œufs; le 2e de ceux qui s'engendrent par la pourriture du bois; 3e ceux qui naissent de l'humidité; enfin viennent, on ne devait guère s'y attendre, les insectes à écailles, parmi lesquels sont classés les serpents, les poissons, les crustacés et les coquilles.

Les XLVIIe, XLVIIIe et XLIXe livres ne renferment que les oiseaux sous quatre genres différents : 1° les oiseaux aquatiques; 2° les oiseaux domestiques; 3° les oiseaux champêtres et les oiseaux des montagnes.

Les animaux quadrupèdes sont compris également sous quatre divisions qui sont : 1° les animaux domestiques; 2° les animaux sauvages; 3° les animaux semblables aux rats; 4° les animaux extraordinaires tels que les singes et quelques êtres fantastiques qui n'existent que dans l'imagination des Chinois.

Enfin le LIIe livre traite du corps humain et des parties qui sont utilisées en médecine.

On voit que le Pen-tsao passe à peu près en revue toute la création, et qu'en donnant au pharmacien Chinois la désignation de toutes les substances que l'art doit employer, il ouvre un vaste champ à son activité. Le Pen-tsao a été commenté par un grand nombre d'écrivains, ce qui est un très-grand bien; mais il a été également résumé, ce qui est un mal. Les livres de science ne gagnent rien à ces transformations lilliputiennes, qui font d'un ouvrage sérieux et purement scientifique une espèce de livre moitié savant! Ce sont les faiseurs de résumés qui ont inventé la science facile, cent fois plus dangereuse que la littérature de ce nom, et pourtant cette dernière seule a été attaquée, et on laisse vivre la première à la grande satisfaction des esprits superficiels et des étudiants paresseux.

J'ai trouvé fort peu de pharmaciens Chinois qui fussent en possession du grand Pen-tsao. C'est absolument comme nos élèves, qui préfèrent les petits manuels étriqués, essais imparfaits du savoir à son début, aux œuvres consciencieuses des maîtres qui ont pour eux l'expérience et le savoir. Cependant les dénominations du grand Pen-tsao sont généralement admises, et comme l'usage des médicaments est très-généralement répandu, on peut, au moyen de ce livre, exécuter des recherches scientifiques et se servir très-utilement des documents qu'il renferme.

On peut dire d'une manière à peu près absolue que les pharmaciens sont les vrais naturalistes de la Chine, puisqu'ils sont obligés par position de déterminer toutes les productions minérales, végétales et animales de la nature; de pouvoir constater leur identité, et de reconnaître les substitutions frauduleuses que la mauvaise foi leur a fait subir. Mais malheureusement, en Chine comme en France, il y a beaucoup de pharmaciens paresseux, qui ne se sont jamais occupés de la détermination des substances qu'on leur livre, et qui se contentent de revendre ce qu'on leur a vendu en se rendant responsables des méfaits de celui de qui ils tiennent des substances détériorées et falsifiées.

Ainsi, le pharmacien qui doit, comme nous venons de le voir, posséder une connaissance parfaite des objets qu'il emploie, est également obligé de connaître l'époque des récoltes de plantes, d'insectes, etc., et d'être au fait des procédés à employer pour leur parfaite conservation. Les Chinois attribuent généralement des propriétés bien différentes aux diverses parties d'un même végétal, et la récolte d'une même plante dure toute l'année, car on cueille successivement, et pour les employer à des usages très-différents, les bourgeons, les fleurs, les feuilles et les racines.

Pour faire comprendre les soins que l'on doit mettre à la récolte des médicaments et à leur préparation, un médecin, Sing-Tsé-Miao, dit : *que les anciens médecins, qui prenaient la peine de veiller eux-mêmes à la manière de récolter, cueillir, sécher, préparer les drogues, guérissaient neuf malades sur dix, et qu'aujourd'hui, grâce à l'incurie des modernes praticien, on n'en saurait guérir que la moitié.*

Les soins qu'on apporte à la conservation des médicaments sont en réalité excessifs, et très-souvent on est étonné en voyant l'éclat dont sont encore parées les plantes desséchées que l'on vend dans les pharmacies ; les fleurs et les bourgeons conservent leurs couleurs naturelles ; les feuilles sont encore vertes et entières. Il y a encore une cause qui contribue à rendre ces soins plus minutieux, c'est que les Chinois croient aux propriétés médicamenteuses inhérentes à certaines manipulations pharmaceutiques. Ainsi aux yeux d'un médecin, il n'est pas indifférent d'administrer un remède en poudre, en infusion, ou en pilules; non pas qu'il pense que ces diverses préparations soient plus actives à cause de la plus grande division des substances, car s'il en était ainsi, il s'assurerait de leur solubilité, mais parce qu'il croit que la forme extérieure augmente ou entrave leur action.

Ainsi, s'ils ont, par exemple, à combattre une affection rhumatismale, suivant que la maladie aura son siége dans les membres inférieurs ou dans les membres supérieurs, ils emploieront les médicaments en pilules ou en infusion; et c'est une idée tellement enracinée dans l'esprit des praticiens Chinois que j'ai entendu des pharmaciens critiquer un médecin, parce qu'il n'avait pas pris en considération cette circonstance en formulant ses prescriptions.

Ils admettent encore, ce qui est vrai à plusieurs égards, que la forme doit être en rapport avec la nature du médicament; le Gin-sing, par exemple, ne déployant toutes ses propriétés que dans une infusion légèrement alcoolisée, et la Rhubarbe ayant beaucoup plus d'action administrée en poudre, que de toute autre manière.

Ces idées premières ont dû amener les Chinois à établir des règles sur l'art de formuler. Ainsi, ils ont admis trois espèces de formules principales devant chacune renfermer un nombre déterminé de médicaments, occupant un rang plus ou moins élevé dans la hiérarchie pharmaceutique suivant l'énergie de leur action. Ces trois recettes sont : le *Ta fang* ou grande recette, le *Tchong fang* ou moyenne recette, et le *Hao fang* ou petite recette.

Le *Ta fang* doit être composé de douze substances : un médicament de l'ordre des *kian* ou souverain, deux de l'ordre des *tchin* ou ministres, trois de l'ordre des *trao* ou officiers, et six assistants ou employés subalternes.

Le *tchong fang* ne doit renfermer que neuf substances, dont un *kian*, trois *tchin* et cinq employés inférieurs. Enfin, le *hao fang* ne renferme qu'un *kian* et deux *tchin*.

Changeons les noms et nous aurons à peu de chose près les anciennes recettes de nos vénérables pharmacologues. Toutefois, les Chinois n'observent pas toujours cette sobriété dans leurs formules, et nous avons vu des prescriptions dans lesquelles il entrait plus de trente substances différentes.

Les Chinois ont divisé les médicaments d'après leurs saveurs, qu'ils ont réduites à cinq : aigre, salée, amère, douce et forte. Ils les divisent encore en simples et en composés, et ce fut Yen-ti qui les classa suivant leur puissance respective : en empereurs, ministres, assistants et agents ;

cette dernière classification est encore celle qui domine toutes les recettes et qui est acceptée comme la division classique des médicaments, bien qu'on les sépare aussi en médicaments froids, chauds, tempérants et excitants.

Tels sont les points sur lesquels porte l'éducation pharmaceutique : connaître les espèces médicinales, avoir quelques idées sur leurs propriétés, étudier la manipulation pour les réduire en pilules, en extraits, en infusion; préparer quelques eaux distillées, connaître les soins à apporter à leur récolte et à leur conservation, et avoir une idée de l'art de formuler. Tout cela constitue un savoir réel, peut-être égal, et même, sous quelques rapports, supérieur à celui de la plupart des pharmaciens peu capables, dont les jurys continuent à encombrer nos petites villes, mais certainement bien inférieurs à la science des hommes qui ont étudié dans nos grandes écoles de pharmacie. Aussi n'avons-nous rien à emprunter à la science empirique de ce pays. C'est à peine si, en fouillant dans cet immense fatras, nous pourrions trouver quelques succédanés à des médicaments employés chez nous, et les Chinois n'ont réellement rien à nous enseigner à cet égard; mais ils auraient beaucoup à nous apprendre sous le rapport de l'ordre, de l'arrangement et de l'exactitude dans la manipulation des substances.

L'enseignement de la pharmacie se fait, comme il se faisait en France il y a quelques années, comme il se fait presque encore aujourd'hui, par voie d'apprentissage ; c'est-à-dire qu'un jeune homme entre chez un maître, qui le met au laboratoire et à la vente, où il se familiarise avec les substances par l'habitude de les voir, et avec les manipulations par la pratique. Ce n'est que lorsqu'il a vu et manipulé longtemps, que les livres sont mis entre ses mains. Cette éducation est certainement suffisante dans un pays où la science est complètement empirique, où le raisonnement théorique est exclu de la pratique; mais dans notre pays, où le pharmacien doit rechercher le pourquoi de ses moindres opérations, elle est incomplète, insuffisante et radicalement mauvaise.

Pour donner une idée de la manière barbare dont les Chinois préparent le peu de produits chimiques dont ils se servent, je vais transcrire, ainsi que je l'ai annoncé, le procédé employé devant M. Pearson, chirurgien en chef de la factorerie anglaise, et rapporté par M. John F. Davis, pour se procurer du calomel. J'aurais pu ajouter d'autres exemples à l'appui de cette opinion, qu'aucune théorie ne les guide dans ces opérations; mais de pareilles preuves auraient surchargé ce travail sans aucune espèce d'intérêt pour vous. Voici le récit de sir John Davis :

» M. Pearson ayant été assez heureux pour trouver un individu qui faisait son métier de la préparation de quelques-uns de ces médicaments, le pria d'opérer en sa présence. Or, voici comment il s'y prit pour préparer un muriate de mercure :

	Grains.
Sulfate de fer	940
Sulfate d'alumine	920
Nitrate de potasse (très impur)	900
Sulfure de mercure	120
Autre sulfure incertain (de couleur jaune et bien broyé)	660
Mercure	600
Muriate de soude	920
Sous-borate de soude	930

» Il avait apporté avec lui son appareil. Le fourneau dont il se servait était en terre glaise cuite ; c'était un de ces poêles portatifs sur lesquels les Chinois font leur cuisine ; en outre un plat de terre non vernissé, de la capacité d'environ une livre, et un autre de plus du double, dont le fond était enlevé, puis un plat de porcelaine ordinaire, et un gros pot de terre, contenant un peu d'eau. Après avoir mêlé tous les ingrédients, à l'exception des deux sulfures et du mercure, il les mit dans le plat de terre, les saupoudra avec les deux sulfures, et plaça le plat sur le fourneau, c'est-à-dire sur quelques charbons bien ardents.

» Au bout d'une demi-heure, le tout se trouvant en état de fusion (à l'exception du nitre), il ajouta le mercure et augmenta le feu, de telle manière cependant que la chaleur continuât d'être modérée. Au bout d'une heure, lorsque la fusion fut complète, il ôta le vaisseau du feu, et le renversa pour épancher une partie du mercure, qu'il remit ensuite dans le même vaisseau, et plaça de nouveau sur le feu. En l'ôtant encore au bout de dix minutes, il reconnut qu'il ne s'était point perdu de mercure; alors il le renversa sur le plat de porcelaine, et amoncela du sel ordinaire tout autour du plat de terre ainsi que par-dessus son fond renversé, sur lequel il appliqua également l'intérieur du troisième plat dont le fond était enlevé, de manière que ses bords appuyaient sur ceux du plat de porcelaine.

» Prenant ensuite un autre plat de terre, il le plaça dans le grand vaisseau, le fond supérieur dans l'eau; sur ce fond, il mit le plat de porcelaine avec le dessous duquel l'eau entra alors en contact, mais sans s'élever au dessus de ses bords. Il amoncela encore plus de sel sur le fond du plat, et remplit les interstices entre le sel et le plat extérieur avec des morceaux de charbon ardents. Au bout d'une demi-heure, il ajouta du charbon et ranima le feu en l'éventant; de temps en temps il appliquait son oreille pour écouter, disait-il, le sifflement et le bouillonnement qui devaient se faire entendre. Enfin il les annonça avec tout le charlatanisme d'un alchimiste.

» Il revint le lendemain, tenant un morceau modèle de la substance qu'il fabriquait, et s'empressa d'ôter les cendres de charbon ainsi que le sel, et de lever le plat renversé. Le produit de l'opération était sur le plat de porcelaine; une partie était blanche, une autre colorée. Il restait encore du mercure non oxidé; il l'ôta, rassembla tout le muriate, et trouva qu'il pesait 240 grains. Ce muriate était loin de pouvoir soutenir la comparaison avec celui qu'il avait apporté. Il parut extrêmement confus du triste résultat de son opération, et me dit que, si je consentais à assister à une seconde expérience, il était sûr d'être plus heureux. J'acceptai, et, en effet, il réussit cette fois. Le muriate était aussi blanc et aussi pur que les échantillons que M. Pearson avait vus dans les boutiques d'apothicaires. »

Nous venons d'exposer aussi complètement que possible l'état de la science Chinoise et nous avons vu qu'elle se réduit à peu près aux connaissances que l'on avait en France il y a trois siècles; ce savoir incomplet suffit pourtant dans un pays où l'on ne réclame du pharmacien qu'une exactitude parfaite, une probité scrupuleuse et une certaine expérience des agents thérapeutiques. Qui le croirait, d'ailleurs, la société Chinoise, si bien organisée, n'a aucune loi relative à cette profession; elle n'exige aucune garantie de ceux qui s'y livrent, et n'exerce aucun contrôle sur la manière dont leurs officines sont tenues et sur les substances qu'ils emploient. Ce n'est qu'en cas d'accident causé par quelque substance déletère que la loi et l'autorité interviennent; et en ce cas, à quelles erreurs l'un et l'autre ne sont-ils pas exposés dans un pays où il n'existe aucun moyen de s'assurer de la véracité d'une accusation d'empoisonnement portée contre un pharmacien! Car les autopsies sont interdites, et tout ce qui ressort de la médecine légale est encore environné des ténèbres les plus complètes.

On sait qu'en Chine les professions ne sont estimées qu'en raison de l'éducation littéraire, que l'on a été forcé d'acquérir pour les exercer. Aussi pour apprécier la position du pharmacien dans la société Chinoise, sommes nous obligés de rechercher quelle est la somme d'instruction qu'il a reçue, et de connaître la ligne de démarcation qui existe entre lui et le médecin.

Nous croyons que si les pharmaciens se bornaient à étudier la matière médicale dans le Pen-tsao et dans les ouvrages qu'on en a tirés, l'instruction primaire que reçoivent les Chinois leur suffirait pour comprendre ces livres élémentaires où toutes les dénominations sont exprimées avec des caractères connus de tous ceux qui ont fréquenté pendant quelques années les écoles. Mais le pharmacien empiète sur le méde la Chine, il y a à peu près la même différence qu'entre la patate parfumée et l'insipide pomme de terre.

A Chang-Hay, les pharmaciens forment une corporation qui a ses jours de fêtes et de réunion solennelle. Le gouverneur leur a assigné le local consacré au Dieu de la Médecine, dans le temple de la Bienfaisance. L'Esculape Chinois est représenté sous la forme d'un Mandarin ventru, haut en couleur et dont la lèvre supérieure est ornée d'une magnifique moustache. Son sanctuaire est une vaste salle tapissée de sentences; on y brûle continuellement de longues mêches parfumées qui remplissent l'atmosphère de légères vapeurs. L'espèce d'autel où se consument lentement des roseaux enduits d'une couche odorante est en bronze ciselé, d'un travail exquis, et les caractères dont il est orné appartiennent à une époque très-reculée.

Le costume des pharmaciens Chinois est le même que celui des riches commerçants. Ils portent la robe longue descendant jusqu'aux talons, le chapeau conique en paille fine, recouvert de crins rouges en été et de velours noir en hiver. Sachant bien que leur profession exige, au moins, l'apparence de la réflexion et du savoir, ils affectent une imperturbable gravité, parlent par sentences et se gardent de couper leur moustache, car cet ornement est, chez eux,

www.ingramcontent.com/pod-product-compliance
Ingram Content Group UK Ltd.
Pitfield, Milton Keynes, MK11 3LW, UK
UKHW020217200726
13856UKWH00004B/1443

9 782013 418041